BEI GRIN MACHT SICH IHR WISSEN BEZAHLT

- Wir veröffentlichen Ihre Hausarbeit,
  Bachelor- und Masterarbeit

- Ihr eigenes eBook und Buch -
  weltweit in allen wichtigen Shops

- Verdienen Sie an jedem Verkauf

Jetzt bei www.GRIN.com hochladen und kostenlos publizieren

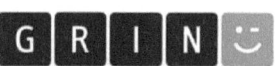

Bibliografische Information der Deutschen Nationalbibliothek:

Die Deutsche Bibliothek verzeichnet diese Publikation in der Deutschen National-
bibliografie; detaillierte bibliografische Daten sind im Internet über http://dnb.d-
nb.de/ abrufbar.

Impressum:

Copyright © 2013 GRIN Verlag
Druck und Bindung: Books on Demand GmbH, Norderstedt Germany
ISBN: 9783668706958

Dieses Buch bei GRIN:

https://www.grin.com/document/265648

Robert Farbaniec

Zur Bedeutung der Gesundheitswissenschaft für die Pflege am Beispiel der Gesundheitsförderung

GRIN Verlag

GRIN - Your knowledge has value

Der GRIN Verlag publiziert seit 1998 wissenschaftliche Arbeiten von Studenten, Hochschullehrern und anderen Akademikern als eBook und gedrucktes Buch. Die Verlagswebsite www.grin.com ist die ideale Plattform zur Veröffentlichung von Hausarbeiten, Abschlussarbeiten, wissenschaftlichen Aufsätzen, Dissertationen und Fachbüchern.

Besuchen Sie uns im Internet:

http://www.grin.com/

http://www.facebook.com/grincom

http://www.twitter.com/grin_com

Hamburger Fern - Hochschule

Studiengang Pflegemanagement

Studienort Bielefeld

Hausarbeit zum Thema B-1

Zur Bedeutung der Gesundheitswissenschaft für die Pflege

am Beispiel der Gesundheitsförderung

im

Studienfach

Gesundheitswissenschaft

Semester FS 2013

von

Robert Farbaniec

5. August 2013

Inhaltsverzeichnis

Literaturverzeichnis

* Marianne Brieskorn - Zinke 2006, "Gesundheitsförderung in der Pflege: Ein Lehrbuch zur Gesundheit", 3.Auflage, Stuttgart: Kohlhammer.

* Herlinde Steinbach 2007, "Gesundheitsförderung: Ein Lehrbuch für Pflege- und Gesundheitsberufe", 2.Auflage, Wien: Fakultas.

* Edith Kellnhauser und weitere Autoren 2004, "Pflege", Stuttgart: Thieme.

* Klaus Hurrelmann, Ulrich Laaser und Oliver Razum 2006; "Handbuch Gesundheitswissenschaften", 5. völlig neu bearbeitetete Auflage, Weinheim und München: Juventa.

* Michael Tremmel, 2010, "Gesundheit und Gesundheitsförderung aus sozialpastoraler Perspektive", 1.Auflage, Berlin: Dr. W. Hopf.

* Robert Trappl, Harald Trost (HG.), 2010, "Wissenschaft und Medizin", 8.Auflage, Wien: Fakultas

* WHO-Charta von Ottawa, 1986.

* Klaus Hurrelmann, 2010, "Gesundheitssoziologie Eine Einführung in sozialwissenschaftliche Theorien von Krankheitsprävention und Gesundheitsförderung" , 7.Auflage, Weinheim und München: Juventa

A.) Der heutige Stand in der Pflegewissenschaft und Gesundheitswissenschaft

Um die Bedeutung der Gesundheitswissenschaften für die Pflege am Beispiel der Gesundheitsförderung ermitteln zu können, muss zunächst der Kern beider Disziplinen ermittelt werden. Da der Begriff Gesundheit in der Geschichte und anderen Kulturen verschieden gefasst war (Steinbach, Gesundheitsförderung S.15 ff), ist der heutige Stand der Wissenschaften maßgebend.

I.) Begriff der Pflegewissenschaft und der Gesundheitswissenschaft sowie deren Abgrenzung zu dem Bereich Medizin

Um die Abgrenzung durchführen zu können, müssen die einzelnen Bereiche zunächst definiert werden. Die Definitionen dieser Wissenschaften sind jedoch nicht einheitlich und eher als eine Beschreibung der Merkmale zu werten.

1.) Pflegewissenschaft Definition / Merkmale

Pflegewissenschaft ist neben Pflegepädagogik, Pflegemanagement und Pflegepraxis eine der vier Handlungsfelder der der Disziplin Pflege.

Pflegewissenschaft ist eine empirisch orientierte Sozial- und Humanwissenschaft. Im Mittelpunkt ihres Interesses stehen der gesunde und kranke Mensch bzw. der Mensch in besonderen Lebenssituationen in seinem Lebensumfeld. Auch Interaktionen zwischen Pflegeempfängern und Pflegenden sowie pflegerische Handeln selbst sind wichtige Aspekte. (THIEMEs Pflege Kap.14.2).

Erstmals kam die Pflegewissenschaft zu Beginn des 20. Jahrhunderts auf.

Die Pflegewissenschaft war hauptsächlich theoretisch ausgerichtet, während heutzutage die Ergebnisse der Pflegewissenschaft direkt in die Pflegepraxis integriert werden. Besonders die Verbesserung der Qualität der Pflege, die Wirksamkeit von Pflegemaßnahmen und -konzepten werden zum zentralen Thema der Pflegewissenschaft.

a.) Inhalte

Jede Wissenschaft setzt sich aus Theorien, wissenschaftstheoretischen Grundlagen, Strategien bzw. Methoden und Empirien zusammen.

Ebenso in der Pflegewissenschaft gibt es Theorien (Bedürfnis/Interaktion/Pflegeergebnis), die Lösungsansätze für die Vorgehensweise in der Pflege schaffen und die Pflegesituationen erklären, um sie besser zu kontrollieren (THIEMEs Pflege Kap.6.1).

Die wissenschaftstheoretischen Grundlagen geben Auskunft darüber, wie die Umsetzung der Theorie in der Praxis aussieht. Die Umsetzung in der Pflegewissenschaft ist zum Beispiel an der Praxisanwendung der Pflegestandards die auf Basis der Pflegetheorien entwickelt worden sind überprüfbar.

Die Vorgehensweise beim Begegnen von Problemen sollte in den Wissenschaften bestimmt sein. Als Beispiel für eine Methodik in der Pflegewissenschaft kann der PDCA - Zyklus genannt werden, der durchaus als allgemeingültig in der Pflege angewendet wird.

Die wissenschaftlichen Erkenntnisse werden deduktiv oder induktiv gewonnen. Die Ansätze bedürfen jedoch einer empirischen Überprüfung.

Da in der Pflegewissenschaft der Mensch in dem Mittelpunkt der Forschung steht, ist die Methode der Patientenbefragung eine effektive Möglichkeit, um die Forschungsergebnisse zu überprüfen.

b.) Stand der Entwicklung

Die Pflegewissenschaft ist eine junge Wissenschaft, die als solche in dem amerikanischen Raum entstand. Im Jahr 1952 eröffnete Frau Hildegard Peplau einen Diskurs über die Pflegemodelle und Pflegetheorien und auch in dieser Zeit wurde vermehrt Forschung zur Pflege betrieben. Ein Jahr später wurde eine Schwesternschule an der Universität Heidelberg in Deutschland gegründet, die jedoch keinen akademischen Abschluss bot. Ab 1985 wurden dann die ersten Lehrgänge zu Pflegewissenschaft in Verbindung mit weiteren Fachrichtungen angeboten.

c.) Abgrenzung von der Medizin

Fraglich ist weiterhin, ob die Pflegewissenschaft von der Medizin abgrenzbar ist.

Medizin ist eine integrative Wissenschaft vom gesunden und kranken Menschen, von den Ursachen, Wirkungen und der Vorbeugung und Heilung der Krankheiten (Trappl/Trost, Wissenschaft und Medizin, Seite 8).

Demnach ist Medizin ebenfalls wie die Pflegewissenschaft eine Wissenschaft vom gesunden und kranken Menschen. Die Unterschiede bestehen jedoch in den weiteren Forschungsfeldern. Während sich die Medizin auf die Krankheit und deren Bekämpfung konzentriert, betrachtet die Pflegewissenschaft den Menschen in seinen Interaktionen mit der Umwelt und Personen aus seiner Umgebung. Demzufolge ist die Abgrenzung der Pflegewissenschaften zur Medizin unproblematisch, obwohl das Teilgebiet "Mensch" sich überschneidet.

d.) Grad der Akademisierung

Wie bereits dargelegt, sind die Pflegewissenschaften ein Hochschulfach geworden. Die weitere Entwicklung dieser Disziplin ist nicht nur an neuen Forschungserkenntnissen und Forschungsergebnissen zu erkennen, sondern auch an den Spezialisierungen in den Teilgebieten der Pflegewissenschaften (Palliativ Care, Prävention, Beratung, Ambulante Intensivpflege u.v.m.). Wissenschaft, Management und selbst die Ausbildung sind im ständigen Wandel, was für ein hohes Maß der Akademisierung spricht.

e.) Grad der Professionalisierung

In Bezug auf die Professionalisierung ist bei den Pflegewissenschaften noch mal auf den ständigen Wandel zu verweisen. Die Krankenschwester oder Krankenpfleger ist von einem Erfüllungsgehilfen des Arztes zu einem selbständiger/n Mitarbeiter/in mit Fachkompetenz, Hintergrundwissen, allen sozialen Kompetenzen, Kreativität und kritischen Denken geworden. Damit ist der Grad der Professionalisierung inzwischen hochsteigend.

2.) Gesundheitswissenschaft Definition / Merkmale

Nach der deutschen Gesellschaft für Public Health steht die Bezeichnung Gesundheitswissenschaften als Synonym für den international verbreiteten Begriff "Public Health" (Hurrelmann, Handbuch Gesundheitswissenschaften, Seite 11).

"Public Health" ist die Wissenschaft und die Praxis der Gesundheitsforderung und der Systemgestaltung im Gesundheitswesen. (Brieskorn, Gesundheitsförderung in der Pflege , Seite 37)

Damit beschäftigen sich die Gesundheitswissenschaften mit verschiedenen Seiten der Gesundheit. Dazu gehören zum Beispiel die Medizin, Gesundheitspsychologie,

Sozialpädagogik, Pflegewissenschaft. (Brieskorn, Gesundheitsförderung in der Pflege , Seite 38)

Das Basiswissen der Gesundheitswissenschaften wird besonders in den Bereichen des klassisches sozial- und präventivmedizinisches Grundlagenwissen der Demographie, Epidemiologie und Sozialepidemiologie ausgearbeitet was als eine selbstständige Wissenschaft bzw. **"die Gesundheitswissenschaft"** an sich spricht.

a.) Inhalte

Wie bereits dargestellt, beschäftigt sich die Gesundheitswissenschaft mit dem Objekt Mensch und genauer mit seiner Gesundheit. Die moderne Gesundheitsforschung ist auf die somatischen, psychischen, sozialen und ökologischen Bedingungen der Gesundheitserhaltung bzw. Krankheitsvermeidung gerichtet. (Brieskorn, Gesundheitsförderung in der Pflege , Seite 39)

Der Mittelpunkt der Forschung ist **die Gesundheit**. Diese wird jedoch von einzelnen Disziplinen der Gesundheitswissenschaften wie Medizin, Psychologie oder auch Soziologie verschieden definiert (Thiemes Pflege, Seite 27).

Eine der bekanntesten Definitionen der Gesundheit stammt aus dem Jahr 1948 von der WHO. Danach ist "Gesundheit ein Zustand vollkommenen, körperlichen, geistigen und sozialen Wohlbefindens und nicht allein das Fehlen von Krankheit und Gebrechen" (Steinbach Gesundheitsförderung, Seite 27).

b.) Stand der Entwicklung

Die Definition der WHO wurde inzwischen ausgeweitet und geändert. Dabei fanden die subjektiven Gesundheitselemente immer mehr Beachtung. Neben der basierten Erkenntnissen der Gesundheitswissenschaften, entwickeln sie sich interdisziplinär hin zu Erklärungen, die mehrere Ursachenfaktoren berücksichtigen und der salutogenetischen Sichtweisen (Thiemes Pflege Seite 29).

c.) Abgrenzung von der Medizin

Die Abgrenzung der Gesundheitswissenschaften zur Medizin gestaltet sich ähnlich, wie die der Pflegewissenschaften. Viele Bereiche und Erkenntnisse gehören unverändert in beide Disziplinen. Der Schwerpunkt der Gesundheitswissenschaft liegt jedoch auf der Erhaltung der Gesundheit und Vorbeugung von Krankheiten, während die Medizin sich eher auf die Heilung konzentriert (Brieskorn, Gesundheitsforderung in der Pflege Seite 38).

d.) Grad der Akademisierung

im Jahr 1988 wurde der erste Studiengang mit dem Abschluss Master of Public Health und fünf Jahre später die Fakultät für Gesundheitswissenschaften in Bielefeld eingerichtet (Hurrelmann, Handbuch Gesundheitswissenschaften, Seite 37). Seitdem wurde der Standort Universität für die Gesundheitswissenschaft gefestigt mit dem Ziel sich durch die Vernetzung der Hochschulen, Forschungsinstituten und der zuständigen Behörden weiter zu entwickeln (Hurrelmann, Handbuch Gesundheitswissenschaften, Seite 40).

e.) Grad der Professionalisierung

Durch die Hochschulbildung und die Einbindung in die staatlichen und betrieblichen Gesundheitsprogramme, ist der Grad der Professionalisierung im Allgemeinen hoch. Besonders für die Gesundheitspolitik sind die Ergebnisse der Gesundheitssystem- und Versorgungsforschung sehr wichtig, da sie zielweisend für die aktuelle Formulierung der Prioritäten für die Entwicklung des gesamten Gesundheitswesen sind (Hurrelmann, Handbuch Gesundheitswissenschaften, Seite 47).

3.) Verhältnis zwischen Gesundheitswissenschaften und Pflegewissenschaften
Bis jetzt konnte dargestellt werden, dass sowohl Pflege- wie auch Gesundheitswissenschaften junge und multidisziplinäre Wissenschaftsgebiete sind. Der Rückgriff auf angrenzende Disziplinen ergibt sich aus der Komplexität der Aufgabenfelder.

Die Pflegewissenschaften zum Beispiel übernehmen überwiegend die Erkenntnisse aus dem Bereich Medizin, Soziologie, Pädagogik, Volks-/Betriebswirtschaftslehre, Psychologie, Rechtswissenschaft und natürlich auch der Gesundheitswissenschaft.

Die Gesundheitswissenschaft untersucht die vielfältige Einflüsse und Faktoren, die auf die Gesundheit einwirken. Dies geschieht auf der medizinisch - naturwissenschaftlichen und verhaltens- und organisationswissenschaftlichen Ebene (Hurrelmann, Handbuch Gesundheitswissenschaften, Seite 36,37)

Ähnlich unterscheiden sich die Gesundheits- und Pflegewissenschaft von der Medizin wegen der Fixierung auf Krankheiten und beschäftigen sich mit der

Genesung bzw. dem Erhalt der Gesundheit. Der Unterschied zwischen dieser Wissenschaften besteht hauptsächlich in den Methoden und Wirkungsausmaß. Während Pflegewissenschaft eher bei einem Kranken und einer bestimmten Anzahl der Menschen ansetzt, ist die Gesundheitswissenschaft an der Krankheitsvorbeugung der überwiegend Gesunden auf globalen Niveau interessiert.

II.) Ansatzvergleich der Gesundheitsförderung in Bezug auf Antonovsky und Ottawa-Charta

"Gesundheitsförderung umfasst sämtliche vorbeugende Handlungen und Maßnahmen, die die Lebensbedingungen und Lebensweisen, die für die Gesundheit von Bedeutung sind, beeinflussen" (Steinbach, Gesundheitsförderung, Seite 51) Daneben ist die Prävention zu unterscheiden, unter der "man alle jene Maßnahmen, die das Auftreten bestimmter Krankheiten verhindern sollen" (Steinbach, Gesundheitsförderung, Seite 43) wie zum Beispiel die Beseitigung der Risikofaktoren. Alle Maßnahmen aus diesen Bereichen dienen der Krankheitsvermeidung, sind jedoch in der Praxis kaum zu trennen. Als Beispiel wäre die Empfehlung für die Frauen ab einem bestimmten Alter eine Mammographie durchzuführen dem Bereich der Gesundheitsförderung zuzuordnen. Dagegen wäre die Mammographie selbst eine präventive Maßnahme.

1.) Salutogenese von Antonovsky - Modellbeschreibung

Aaron Antonovsky (1923-1994), ein amerikanisch - israelischer Medizinsoziologe, beschäftigte sich seit den 70er-Jahre mit der Frage "Warum bleiben Menschen trotz vieler potenziell gesundheitsgefährdender Einflüsse gesund?"(Brieskorn, Gesundheitsförderung in der Pflege, Seite 77). Dis dahin stand überwiegend das traditionelle Paradigma der Medizin im Vordergrund, das besagt, dass die Menschen grundsätzlich sich im Gleichgewicht befinden und gesund bleiben, solange keine krankmachenden Faktoren nicht hinzukommen.

Dank des neuen Ansatzes von Antonovsky, fand ein Paradigmenwechsel statt der ebenfalls für einen Wechsel der Vorgehensweise bei der Förderung der Gesundheit sorgte. Dabei ist das Defizitdenken der Pathogenese in den Hintergrund getreten und man beschäftigte sich mit all dem Positiven, was für die Gesundheit gut ist (Steinbach, Gesundheitsförderung, Seite 117).

Zu den zentralen Bestandteilen des Models nach Antonovsky, gehören das Gesundheits-Krankheits-Kontinuum, generalisierte Widerstandsfaktoren und das Kohärenzgefühl.

In seinem Modell setzt Antonovsky die Gesundheit und Krankheit an gegenüberliegenden Polen, wobei diese als es in reiner Form nicht gebe.

Das bedeutet, dass es keinen Kranken gibt, der nicht in manchen Bereichen gesund ist und auch keinen Gesunden, der nicht ohne Beschwerden ist. An welchen Punkt dazwischen sich die Gesundheit eines Jeden befindet hängt von der dynamischen Interaktion zwischen der Belastung und Ressourcen auf verschiedenen Ebenen des Seins. Dazu gehören das Wohlbefinden und Beschwerden, Handlungs- und Leistungsfähigkeit, Einschränkungen und Unfähigkeiten sowie Expertenbefund (Brieskorn, Gesundheitsförderung in der Pflege, Seite 78-79).

Daneben ist der Einfluss der positiven Faktoren, generalisierte Widerstandsfaktoren, auf die Gesundheit wichtig. Dazu gehören die körperliche, materielle, psychische, soziale, gesellschaftliche und, soziokulturelle Widerstandsressourcen (Brieskorn, Gesundheitsförderung in der Pflege, Seite 80-81).

Nach Ansicht von Antonovsky spielt das Kohärenzgefühl als Widerstandsressource die zentrale Rolle für die Gesundheit. Dabei ist eine individuelle, psychologische Einflussgröße gemeint, die für die Gesundheit- einen möglichst guten Platz auf dem Kontinuum - zentral sei. Wobei er das als allgemeine Grundhaltung des Individuums gegenüber der Welt und sich selbst ansieht (Brieskorn, Gesundheitsförderung in der Pflege, Seite 82).

"Antonovsky vergleicht in einer Metapher die Pathogenese mit der Salutogenese. Im pathogenetischen Ansatz versucht man die Menschen aus einem Fluss zu retten, ohne zu überlegen wie sie in den Fluss geraten sind und weshalb sie nicht besser schwimmen können. In der Salutogenese geht man davon aus, dass die Menschen aus eigenem Willen in diesen Fluss gesprungen sind und sich weigern, das Schwimmen zu erlernen"(Steinbach, Gesundheitsförderung, Seite 119).

Das salutogenetische Modell von Antonovsky dient bis heute als ein wichtiges interdisziplinäres Modell zur Verständnis von Gesundheit und Krankheit (Thiemes Pflege, Seite 30).

2.) Ottawa-Charta - Modellbeschreibung

Die Ottawa-Charta wurde am 21.November 1986 auf der ersten internationalen Konferenz zur Gesundheitsförderung in Ottawa von der WHO vorgestellt. "Sie ruft damit auf zu aktivem Handeln für das Ziel Gesundheit für alle bis zum Jahr 2000 und darüber hinaus. Danach sind die Voraussetzungen für die Gesundheit: Frieden, angemessene Wohnbedingungen, Bildung, Ernährung, Einkommen, ein stabiles Ökosystem, eine sorgfältige Verwendung vorhandener Naturressourcen, soziale Gerechtigkeit und Chancengleichheit. Jede Verbesserung des Gesundheitszustandes ist zwangsläufig fest an diese Bedingungen gebunden" (Ottawa-Charta 1986 Seite 1 und 2).

In der Ottawa-Charta beschriebene Prozess der Gesundheitsförderung, soll allen Menschen ein höheres Maß an Selbstbestimmung über die eigene Gesundheit ermöglichen. Besonderer Bezug auf die gesundheitsgerechte Gestaltung der sozialen und natürlichen Umwelt wird ebenfalls als gesundheitsfördernd dargestellt. Dabei soll jedem Menschen die entsprechende Kompetenz vermittelt werden, seinen Gesundheitsstatus zu erhalten bzw. zu erhöhen (Tremmel, Gesundheit und Gesundheitsförderung aus sozialpastoraler Perspektive, Seite 41-42). Die Gesundheitsförderung endet nicht in dem Gesundheitssektor eine bestimmten Behörde. Es soll viel mehr dafür gesorgt werden, dass alle gemeinsam sich daran beteiligen. Angefangen bei der Regierung bis zu den lokalen Institutionen (Tremmel, Gesundheit und Gesundheitsförderung aus sozialpastoraler Perspektive, Seite 43).

3.) Vergleich der Ansätze

Das Modell von Antonovsky und Ottawa Charta und sind miteinander bzw. nacheinander vereinbar. Während Antonovsky bei dem Individuum ansetzt und speziell die persönliche Einflüsse auf die Gesundheit ausarbeitet, wird in der Ottawa-Charta die Umsetzung und Schaffung der günstigen Bedingungen organisiert.

III.) Abgrenzung der Gesundheitsforderung zur Prävention.

"Unter primärer Prävention werden alle Bemühungen zur Krankheitsverhütung und Gesundheitsvorsorge verstanden zu einem Zeitpunkt, bevor sich Krankheitssymptome zeigen"(Brieskorn, Gesundheitsförderung in der Pflege, Seite 40) " Unter Sekundärprävention wird die Früherkennung von Krankheiten und die nachfolgende präklinische Behandlung verstanden"(Brieskorn, Gesundheitsförderung in der Pflege, Seite 43).

"Tertiäre Prävention setzt erst dann ein, wenn die Krankheit bereits ausgebrochen ist" (Steinbach, Gesundheitsförderung, Seite 45).

Gesundheitsförderung, wie unter A II bereits dargestellt ist ebenfalls an der Krankheitsvermeidung und Gesundheitsvorsorge interessiert.

Der Prävention haften jedoch gegenüber der Gesundheitsförderung ein gewisser Zwang und ein negativer und krankheitsorientierter Ansatz an (Steinbach, Gesundheitsförderung, Seite 50). Die Gesundheitsförderung ist dagegen an sich nicht mit Geboten oder Verboten zu verbinden, sondern eher mit Empfehlungen in verschiedenen Lebenslagen auf bestimmte Gefahren für die Gesundheit zu achten..

B.) Konzeptumsetzung in der Praxis
Die Gesundheitsförderung setzt in der Praxis als Gesamtkonzept strategisch an drei verschiedenen Ebenen an.

I.) Bereiche der Gesundheitsförderung. Abgrenzung der Relevanz
Die Strategien der Gesundheitsförderung zielen auf die personale Ebene, Verhaltensebene und Verhältnisebene.

1.) Gesundheitsförderung auf der personalen Ebene
Die Gesundheitsförderung auf der personalen Ebene soll die Entwicklung der individuelle Fähigkeiten unterstützen, indem gesundheitsbezogene Informationen und Bildung angeboten werden. Dadurch soll dem Menschen eine Selbständigkeit angeeignet werden, mit der er eine dauerhaft gesunde Lebensweise annehmen kann und mit eventuellen chronischen Krankheiten und Behinderungen umgehen kann. Diese Lernprozesse sollen in allen Lebenslagen ermöglicht und erleichtert werden (Brieskorn, Gesundheitsförderung in der Pflege, Seite 98-99).

2.) Gesundheitsförderung auf der Verhaltensebene
Auf der Verhaltensebene soll die Gesundheitsförderung im Rahmen von konkreter und wirksamer gesundheitsfördernder Aktivitäten von Bürgern in ihrer Gemeinde realisiert werden. Diese Aktivitäten sollen überwiegend selbstständig erarbeitet, entschieden und durchführt werden. Die Gemeinde soll dabei mit diversen Hilfsmittel (finanziell, Informativ) unterstützen und überwachen (Verkehrssicherung, Gefahrenabwehr) (Brieskorn, Gesundheitsförderung in der Pflege, Seite 105).

Dabei soll die Stärkung des Gemeinschaftsgefühls erreicht werden, der sich als Beispiel später in der Nachbarshilfe im Krankheitsfall erneut zeigt.

3.) Gesundheitsförderung auf der Verhältnisebene

Die Gesundheitsförderung auf der Verhältnisebene soll der Gesellschaft die enge Bindung an die Umwelt aufzeigen und die Grundlage für einen sozial-ökologischen Weg zur Gesundheit bilden (Steinbach, Gesundheitsförderung, Seite 52). Dadurch, dass sich verändernde Lebens-, Arbeits-, und Freizeitbedingungen einen entscheidenden Einfluss auf die Gesundheit haben, soll die Organisation der Arbeit, der Arbeitsbedingungen und der Freizeit so gestaltet werden, dass sie die Quelle der Gesundheit und nicht der Krankheit ist.

In der Ottawa-Charta werden zwei weitere Strategien genannt, die jedoch peripher mit der Gesundheitsförderung der Menschen zu tun haben. Sie beschäftigen sich mit der Entwicklung gesundheitsfördernder Gesamtpolitik und der Neuorientierung der Gesundheitsdienste.

II.) Methoden der Praxisumsetzung

Die Strategien werden in der Praxis anhand von verschiedenen Methoden durchführt. Zu den Methoden in der Gesundheitsförderung rechnet man Die Gesundheitsaufklärung und -beratung, Gesundheitserziehung und -bildung sowie Gesundheitsselbsthilfe und -training.

1.) Gesundheitsaufklärung und -beratung

Die Gesundheitsaufklärung und die Gesundheitsberatung sind Methoden der Informationsvermittlung und lassen sich deshalb gemeinsam darstellen. Beide Methoden sind Instrumente der Gesundheitsförderung und der Prävention und unterscheiden sich in der Art der Vermittlung und Menge der Empfänger. Reschke (1990) unterscheidet zwischen persönlichen und unpersönlichen Formen der Informationsvermittlung und drei Motivationsparadigmen, die für beide Methoden mit dem Ziel gesundheitliches und präventives Verhalten zu erzeugen gilt. (Hurrelmann, Gesundheitssoziologie, Seite 201)

a.) Motivation durch Angst

Gesundheitsaufklärung und -beratung mittels Motivation durch Angst zu betreiben ist sehr umstritten. Dabei ist man davon ausgegangen, dass dies eher eine negative Wirkung erzeugt und unbewusste Schuldgefühle verursacht, die dann zum Stress führen. Daneben drängte sich die Frage der Ethik auf (Steinbach, Gesundheitsförderung, Seite 48).

Dennoch belegen Expertisen, dass die Motivation durch Angst sinnvoll ist und in der Praxis vermehrt eingesetzt wird. Dabei werden die Raucher mit eindeutigen Hinweisen überflutet und vermehrt aus den öffentlichen Plätzen verbannt. Eine eindeutige Reaktion auf diese Maßnahmen bleibt abzuwarten.

b.) Motivation durch Modellernen

Eine weitere Methode zur Motivation, ist die des Modellernens. Diese Methode ist unbestritten. Sie beruht auf der Grundlage der Verhaltensbeobachtung anderer "Modelle". Das zu motivierende Subjekt soll zur Nachahmung animiert werden. Dabei wird der Einfluss dieser Methode auch im negativen Sinne gebraucht, zum Beispiel in der Werbung für Süßes, Alkohol oder Zigaretten (Steinbach, Gesundheitsförderung, Seite 48). In der Praxis wäre zum Beispiel die Verwendung von "Bio" Nahrung in den Krankenhäusern und die Nachahmung nicht nur durch Patienten, aber auch andere Anstalten (LWL Klinik Münster.) (Hurrelmann, Gesundheitssoziologie, Seite 236)

c.) Motivation durch Sachinformationen

Am häufigsten verwendete Methode der Motivation ist die Sachinformation. Diese werden dann in Form von Filmen, Broschüren oder Postern verbreitet. Daneben werden die Medien nachhaltig für die Informationsvermittlung benutzt. Dabei wird keiner einem Zwang ausgesetzt sich um seine Gesundheit zu kümmern, wie das im Fall der Prohibition in den USA zum Beispiel der Fall war (Steinbach Gesundheitsförderung, Seite 48-49). Die Hauptwirkung von Gesundheitskampagnen liegt in dem wiederholten Durchführung und der Veränderung nicht nur des Einzelnen, sondern die Tendenzen der Gesellschaft lenken. In der Pflegepraxis, liegen zum Beispiel die Broschüren am Arbeitsplatz aus und sind "jederzeit greifbar".

2.) Gesundheitserziehung und -bildung

Die Gesundheitsbildung und Gesundheitserziehung geben die Möglichkeit, dass die Menschen sich bewusst mit der Gesundheitsproblematik beschäftigen und dabei etwas darüber lernen (Steinbach, Gesundheitsforderung, Seite 49). Die Gesundheitserziehung findet bei den Kindern und Jugendlichen statt, wie es die

Bezeichnung Erziehung vermuten lässt. Sie ist überwiegend ein Bestandteil der Lehrpläne und soll die Empfänger darüber aufklären, was ein Mensch tun muss, um gesund zu bleiben. Die Probleme bei der Anwendung bestehen in der fehlenden Einsicht des Empfänger und der allgemeinen Informationen, die nicht grundsätzlich einzelne Lebensverläufe betreffen. (Hurrelmann, Gesundheitssoziologie, Seite 206)

Die Gesundheitsbildung soll den Erwachsenen die Möglichkeit geben sich mit Gesundheitsproblematik zu beschäftigen, dabei soll das Wissen zur Entwicklung der Alltagskompetenz genutzt werden (Steinbach, Gesundheitsförderung, Seite 49). So auch in der Pflegepraxis, bieten die Krankenkassen und Volkshochschulen Kurse zum Beispiel zum Thema Pflege von Familienangehörigen oder Zuckerkrankheiten an.

3.) Gesundheitsselbsthilfe und -training

Die Gesundheitsselbsthilfe soll den Gleichgesinnten in Sachen Gesundheit, die Möglichkeit geben sich untereinander auszutauschen. In den Bereich Pflege, ist es zum Beispiel wichtig, dass die pflegenden Angehörigen über die Probleme die sie im Alltag haben, sprechen können. Die Selbsthilfegruppen kann man in vier Bereiche der Orientierung aufteilen. Selbsthilfegruppen von Betroffenen (Betroffene selbst), außenorientierte Selbsthilfegruppen (z.B.: Vereine), Selbsthilfeinitiativen (solidarisch Engagierte wie z.B.: Kinderschutzbund) und Selbsthilfeprojekte (Engagierte im Sozialen Bereichen wie z.B.: Aidshilfe. Gemäß § 20 IV SGB V soll die Krankenkasse die Selbsthilfegruppen fördern, was zeigt wie wichtig Selbsthilfegruppen an sich sind.

Das Gesundheitstraining umfasst alle personenbezogenen Maßnahmen der Gesundheitsförderung. Damit ist das Einüben der gesunden Verhaltenskonzepte und Problemlösungsmethoden einstudiertet werden.

Die verschiedenen Methoden werden in fünf Gruppen zusammengefasst:

- Meditation und Entspannung in der Bewegung (z.B.: Qi Gong, Yoga)

- Meditation und Entspannung in der Ruhe (z.B.: Autogenes Training und Progressive Muskelentspannung)

- Körperorientierte Selbsterfahrung (z.B.: Bioenergetik oder Feldenkrais)

- Massage

- Atemarbeit.

In der Pflegepraxis wäre zum Beispiel die Einführung einer Rückenschule, Stressverarbeitung - Programm und jede gemeinsame Muskulatur fördernde Sportart als betriebliche Maßnahme möglich.

III.) Gesundheitsförderung nach Ottawa-Charta Modell am Beispiel der Pflegeberufe

Wie bereits dargelegt, ist die Gesundheitsförderung nach Ottawa-Charta global angelegt. Politische, gesetzliche und mediale Ausführungen erlauben dem Einzelnen keine Ausweichmöglichkeiten sich nicht mit eigener Gesundheit zu beschäftigen.

1.) Gefahren und Risiken für die Gesundheit der Pflegenden

Dadurch, dass der Pflegeberuf sehr hohe Anforderungen an den menschlichen Körper mit sich bringt, birgt es gleichzeitig viele Gefahren für dessen Gesundheit. Dazu gehören z.B.: die physische und psychische Belastung durch das schwere Heben, Dauereinsatz, Überstunden, Nachtwachen sowie der Umgang mit Verwirrten, besorgten Familienmitgliedern, Sterbenden und Schwerstkranken.

Neben diesen Belastungen kommen die organisatorischen Kriterien hinzu, die die Arbeit zusätzlich erschweren. Die Beschäftigten in Pflegeberufen sind auf die Mitarbeit der Kollegen angewiesen. Dadurch bedarf es einer Organisation der Zusammenarbeit, sei es durch den Vorgesetzten oder sich selbst. In diesem Bereich können viele Stressfaktoren entstehen, die zu einer Belastung führen. Personalnotstand, Kommunikationsschwierigkeiten, Planung und Mobbing sind Belastungen die den Körper überfordern und zu Krankheiten wie Nervenzusammenbruch und Burn-Out-Syndrom führen können.

2.) Bedürfnis der aktiven Förderung in der Pflege

Antonovsky stellte in den salutogenetischen Ausführungen zur Gesundheitsförderung die Aussage, dass der Mensch den Willen zum Erhalt oder Verbessern seiner Gesundheit haben muss.

Danach wäre die Gesundheitsförderung bei den Menschen, die sich nicht mit ihrer Gesundheit beschäftigen wollen, zwecklos. Vielmehr wird die Berieselung mit Informationen über Gesundheit und die gesunde Lebensart in solchen Fällen als störend empfunden. Als Beispiel dafür, möchte ich an dieser Stelle die Einstellung meiner Arbeitskollegin anführen. Auf meine Bemerkung zur ihrem Raucherverhalten, "willst du nicht langsam die Zigaretten für deine Gesundheit aufgeben ?", antwortete sie: "ich rauche doch so gern, brauche es für meine Nerven und außerdem hält das Räucherfleisch länger". Wenn die Bemerkungen für sie zu viel wurden, hat sie aus Trotz noch mehr geraucht. Jemanden also in "die richtige Bahn" stoßen zu wollen, kann eine völlig andere als die gewollte Reaktion verursachen. Die ständige Wanderung des Gesundheitszustandes im "Fluss des Lebens" kann also wenig beeinflusst werden, wenn die oder der Betroffene es nicht wollen. Oft ist es so, dass wenn die Menschen noch "relativ" gesund sind, nicht über ihre Gesundheit nachdenken wollen und müssen. Bei jungen Menschen ist der Körper genügsam und macht vieles mit, ohne Probleme zu zeigen.

Sind kleine Beschwerden da, versuchen die Menschen selbständig mit ihren Problemen fertig zu werden, vielleicht ein Medikament vom Arzt. Bei schwersten Krankheiten verfallen die Menschen oft in einen Zustand der Gleichgültigkeit, Hilflosigkeit und Machtlosigkeit im Bezug auf Ihre Krankheit. Schlaganfallpatienten zum Beispiel die bis zu einem halben Jahr regelmäßig Medikamente einnehmen, setzen diese selbständig ab, da sie es merken, dass der Zustand sich nicht verbessert. Die Einsicht zur Gesundheits- bzw. Zustandserhaltung fehlt ihnen und sie sind oft wie zuvor genannte Raucher schnell genervt, wenn sie drauf angesprochen werden. "Du könntest etwas spazieren gehen, damit die Muskel, Gleichgewichtssinn etc. trainiert werden" - " Wenn ich spazieren gehe, tun meine Beine weh, was ist wenn ich umfalle, es hilft doch eh nicht, die Nachbarn könnten mich so sehen". Letztendlich kann man zu der Überzeugung kommen, wer nicht gefördert werden will, soll in Ruhe gelassen werden und die die Förderung wollen, werden entsprechende Wege finden.

3.)   Notwendigkeit der Gesundheitsförderung in der Pflege

Die Einstellung der Pflegenden und der Gepflegten ist immer wieder so, wie im Punkt zuvor genannt. Wenn es jemand nicht will, sich mit seiner Gesundheit zu beschäftigen, wird man ihn nicht zwingen können. Wichtig ist jedoch, dass die Chancen für mehr Gesundheit bei jedem gleich sind und die Gesellschaft und Politik die Grundlagen dafür schaffen (Brieskorn, Gesundheitsförderung in der Pflege, Seite 17).

Wenn der Einzelne nicht darüber informiert ist, wie einfach es ist vorzubeugen, zu agieren, erkennen und dass andere vielleicht in der gleichen Lage sind, wird er nicht seine Einstellung ändern. In jedem Zeitpunkt "des Flusses nach Antonovsky" kann die Gesundheitsforderung ansetzten, was nach Ottawa-Charta erkannt wird. Die Berufsgenossenschaften und/oder die Krankenkassen zum Beispiel führen die Aufsicht darüber und stehen beratend den Betrieben in der Entwicklung und Ausführung der Gesundheitsförderung zur Seite. Im Jahr 1996 wurde dir Förderung ins Arbeitsschutzgesetz integriert (Brieskorn, Gesundheitsförderung in der Pflege, Seite 34).

Durch die Erkenntnis, dass ein zufriedener und gesunder Mitarbeiter der wertvollste Produktivfaktor ist, weißt man dass die Gesundheitsförderung in Unternehmen Sinn macht. Um herauszufinden, was und in welchen Umfang die salutogenetische Kraft der Mitarbeiter steigert, werden Mitarbeiterbefragungen, Gesundheitszirkel, betriebliche Vorschlagswesen und Gesundheitsbildung im Betrieb vorgenommen. Die aktive betriebliche Gesundheitsförderung in der Pflege meiner Ansicht nach, die wichtigste Art der Gesundheitsförderung für die Mitarbeiter und Patienten die es gibt. Die Betroffenen werden gezielt auf die Probleme in der Pflege aufmerksam gemacht und durch eventuelle Teilnahmepflichten an Programmen oder auch "Massenzwang" mehr oder weniger dazu genötigt die Informationen aufzunehmen. Ein sehr schönes Beispiel dafür war in meiner Berufspraxis, eine praktische Vorführung von Kinästhetik auf der Stationen. Viele Arbeitskolleginnen kannten das zwar aus der Theorie, waren aber sehr davon überrascht, welche Möglichkeiten in der Praxis es gibt und waren danach bereit ihr Wissen aufzufrischen und in der Praxis umzusetzen. Durch die spätere Anwendung breiteten sich diese Methoden bei der Zusammenarbeit mit anderen in der Praxis aus. Eine wichtige Rolle spielen bei der Umsetzung der Gesundheitsprogramme die Vorgesetzten und die Einrichtungsleitung, die "mit guten Beispiel voran" gehen sollten. Ein richtiges Verhalten der Leitung und Vorgesetzten (Vorbildfunktion), ist als Modellernen Motivation insbesondere deshalb relevant, dass die Mitarbeiter keine Ausreden haben, nicht an Gesundheitsförderungsprogrammen teilzunehmen. In diesen Bereich gehört nicht nur Gesundheitsbewusstes Verhalten im Job und privat, sondern auch die Schaffung von entsprechenden Leitbild des Unternehmens. Die Gesundheitsförderung der Mitarbeiter soll nicht an der Verschaffung der Informationszugänge und Bildungsmöglichkeiten enden, sondern auch die Anwendungsmöglichkeiten verschaffen und die Ergebnisse der Umsetzung kontrollieren. Die Notwendigkeit der Gesundheitsförderung in der Pflege ergibt sich hiernach als Ausgleich zur den vielen Belastungen, die sich in diesen Beruf ergeben.

C.) Zusammenfassung mit Stellungnahme

Die Gesundheitsförderung nach dem Ottawa-Charta Modell ist, wie dargelegt, nicht nur wichtig, sondern auch machbar. In der Praxis reicht es manchmal nur aus, dass über ein bestimmtes Problem gesprochen wird um einen Anderen zum Nachdenken über seine Gesundheit anzustoßen. Meiner Ansicht nach, ist die Aussage nach Antonovsky völlig richtig, dass man den Menschen nicht glücklich machen kann, wenn er es nicht will, doch man kann seinen Willen beeinflussen, wenn man hartnäckig genug ist. Die Gesundheit und Krankheit stehen nach seiner Ansicht im ständigen Kontinuum und auch hier kann man behaupten, dass nicht nur die Krankheit ansteckend ist sondern auch die Gesundheit. Für die Ausbreitung sorgen entsprechend die Unternehmungen nach dem Ottawa-Charta Modell.

Die Erkenntnisse und Bedeutung der Gesundheitswissenschaften für die Pflege sind beim jetzigen Entwicklungsstand der Pflege von gravierender Bedeutung. Durch den Personalnotstand, müssen die Bedingungen für die Mitarbeiter in der Pflege geschaffen werden, die ihre Gesundheit fördern um deren Potenzial zur steigern. Die Folgen der richtigen Gesundheitsförderung Global und in der Pflege kommen der ganzen Gesellschaft zu Gute, da die Gesundheit das höchste Gut ist, was wir besitzen. Wie auch bereits dargelegt ist die gravierende Bedeutung für die Pflege durch die besonderen Anforderungen, die in der Pflege zu meistern sind, begründet. Diese Anforderungen sind als Paket mit keinem anderen Beruf vergleichbar. Die Durchsetzung hat bereits eingesetzt und wird meiner Meinung nach auch erfolgreich fortgesetzt. Am Beispiel des Rauchverbotes in Krankenhäusern oder auch pflegerischen Einrichtungen hat das Umdenken gezeigt, dass es geht und die Gesundheit der EX - Passivraucher überwiegt.

BEI GRIN MACHT SICH IHR WISSEN BEZAHLT

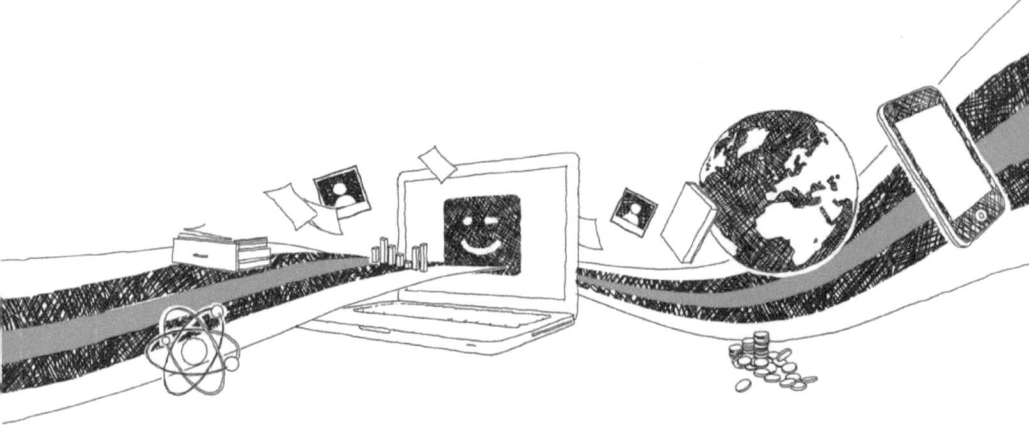

- Wir veröffentlichen Ihre Hausarbeit,
  Bachelor- und Masterarbeit

- Ihr eigenes eBook und Buch -
  weltweit in allen wichtigen Shops

- Verdienen Sie an jedem Verkauf

Jetzt bei www.GRIN.com hochladen und kostenlos publizieren

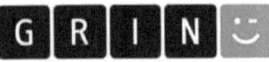